AF310029

RECUEIL

D'OBSERVATIONS MÉDICALES

EXTRAITES DES RAPPORTS

QUI ONT ÉTÉ ADRESSÉS A L'ACADÉMIE DE MÉDECINE

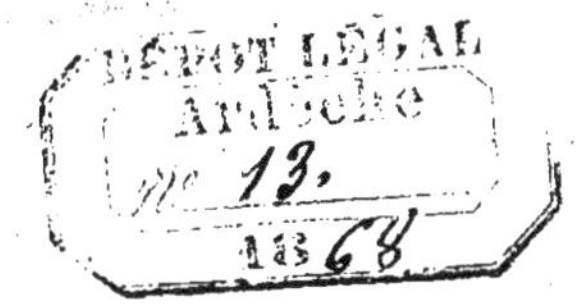

Par M. le Docteur COULET

INSPECTEUR DES EAUX THERMALES

DE SAINT-LAURENT-LES-BAINS (ARDÈCHE)

LARGENTIÈRE, IMPRIMERIE TYPOGRAPHIQUE DE H. GROBON.

1868.

RECUEIL
D'OBSERVATIONS MÉDICALES

PAR

M. LE DOCTEUR COULET.

Je n'aurais pas songé à faire imprimer ce recueil si l'Académie de médecine ne m'avait accordé une mention honorable pour *ces Observations comme étant propres à mettre en lumière les mérites des sources de Saint-Laurent.*

Ces observations ont trait à des maladies qui ordinairement ont guéri ou du moins ont été heureusement influencées par les eaux, et dont j'ai pu pendant dix ans observer un grand nombre d'exemples. Je ne donne toutefois sur chaque maladie, variété ou catégorie de maladies, que quelques observations à l'appui de mes conclusions.

I.

DU RHUMATISME CHRONIQUE.

On sait qu'il existe un rhumatisme articulaire chronique et un rhumatisme musculaire chronique. Afin de donner une idée exacte de l'influence des eaux sur le rhumatisme chronique, j'ai divisé en trois catégories les baigneurs qui étaient affectés du rhumatisme articulaire chronique, et en

quatre catégories les baigneurs atteints du rhumatisme
musculaire chronique, soit que cette affection eût succédé
à l'état aigu, soit qu'elle eût débuté sous cette forme ou
d'emblée. Je vais examiner successivement chacune de ces
catégories.

1º RHUMATISME ARTICULAIRE CHRONIQUE.

A. — Lorsque le rhumatisme articulaire chronique était
caractérisé par de la douleur et du gonflement des articulations, par de la gêne dans leurs mouvements; lorsqu'il y
avait des exacerbations par les temps froids et humides,
par les variations de température; lorsqu'il y avait des rémissions, que ces rémissions fussent ou non complètes, la
guérison a eu lieu et souvent elle a eu lieu à Saint-Laurent
même. (Obs. 1, 2, 3, 4, 5, 6).

B. — La guérison a été l'exception lorsque les capsules
synovicales, les cartilages articulaires avaient subi des altérations morbides qui se traduisaient par des bruits de craquements que l'on percevait au toucher, que l'on pouvait
même quelquefois entendre à distance; lorsqu'il existait un
rétrécissement des orifices, une insuffisance des valvules
du cœur, une hypertrophie de cet organe. (Obs. 7, 8, 9, 10).

C. — Lorsque le rhumatisme était caractérisé par une
augmentation du volume des articulations, et principalement
de celles des doigts, lorsque cette augmentation de volume,
résultat du gonflement de la tête des os, du périoste, avait
amené la déformation des parties affectées (forme décrite
par Haggarth, Adans), la résolution n'a jamais été complète. Le traitement du docteur Lasègue, que j'ai conseillé,
amènera-t-il la guérison radicale ? (Obs. 10, 11).

2º RHUMATISME MUSCULAIRE CHRONIQUE.

A. — Lorsque le rhumatisme musculaire chronique était caractérisé par une douleur plus ou moins intense, par une gêne des parties affectées sans changemént apparent dans les tissus, qu'il y eût ou non des exacerbations par les temps froids, par les variations de température, la guérison a presque toujours eu lieu. (Obs. 12, 13, 14, 15).

B. — Quand le rhumatisme musculaire chronique s'était fixé dans une région, dans un membre, et avait produit l'amaigrissement de la partie affectée, la guérison a été encore assez souvent obtenue. (Obs. 16, 17).

C. — Lorsque cette affection avait amené non seulement l'amaigrissement, mais encore la paralysie de la partie rhumatisée, la guérison a été moins souvent observée. (Obs. 18, 19, 20).

J'ai associé, dans quelques-uns de ces derniers cas, l'emploi de l'électricité à l'usage des eaux, et les baigneurs se sont toujours très bien trouvés de ce double traitement. (Obs. 19, 20).

D. — La guérison n'a jamais eu lieu lorsque le rhumatisme musculaire chronique avait amené depuis longtemps la rétraction des muscles, déterminé une fausse ankylose (ankylose rhumatismale) et une atrophie notable des parties voisines. (Obs. 21, 22).

Les rhumatisants devraient rester de 18 à 20 jours aux eaux. Une stimulation passagère, une excitation de quelques jours est insuffisante pour amener la résolution d'une maladie caractérisée par des altérations morbides, par des lésions organiques.

II.

DES NÉVRALGIES.

La névralgie est caractérisée par une douleur ordinairement vive et exacerbante, continue ou intermittente, siégeant dans un nerf, sans que celui-ci soit le siège d'une lésion matérielle.

Les baigneurs affectés d'une névralgie ont guéri ou du moins ont été notablement soulagés.

Lorsqu'ils étaient en même temps atteints d'anémie ou de clorose (obs. 23, 24, 25, 26, 27, 28, 29, 30, 31), j'ai fait prendre du fer après le traitement hydrologique.

Lorsqu'ils avaient la syphilis, je les ai soumis à un traitement spécifique. Ce traitement a été commencé à Saint-Laurent même. (Obs. 28).

J'ai dans quelques cas employé concurremment l'électricité et les eaux thermo-minérales. (Obs. 29).

Pendant le traitement, des douleurs intenses se sont quelquefois déclarées; je les ai toujours rapidement combattues par des injections sous-cutanées au sulfate d'atropine de 0,0025 à 0,003, et l'administration de 0,05 d'extrait d'opium. J'ai pu par ce moyen retenir à Saint-Laurent des baigneurs qui voulaient absolument partir, et leur faire continuer un traitement qui devait amener leur guérison. (Obs. 30).

III.

FRACTURES ET LUXATIONS.

Les personnes qui, ayant éprouvé une fracture ou une luxation, se sont rendues à Saint-Laurent pour combattre la douleur, la raideur, le gonflement, l'amaigrissement, l'atonie, que l'on observe à la suite de ces accidents, ont guéri ou éprouvé du soulagement.

Afin de bien faire connaître le résultat produit par l'usage des eaux, j'ai distingué :

1º Les cas dans lesquels on avait rétabli dans leurs rapports naturels les fragments de l'os fracturé, dans lesquels on avait remis en place l'os luxé.

2º Les cas dans lesquels la coaptation n'avait pas été faite, soit que la luxation ou la fracture ait été simple, soit qu'elle eût été compliquée.

Dans le premier cas, la douleur, la raideur, le gonflement, se sont dissipés à Saint-Laurent même. Lorsque les eaux ont eu déterminé dans les parties lésées un surcroit d'activité, ces parties n'ont pas tardé à reprendre leur embonpoint et leur force. (Obs. 31, 32, 33, 34, 35, 36).

Il n'en a pas été de même dans le dernier cas. La raideur des articulations voisines de la fracture, la raideur des articulations voisines de la luxation non réduite, a assez rapidement disparu. L'engorgement œdémateux n'a pas non plus tardé à se dissiper. Quant à l'amaigrissement, il a souvent résisté. Dans ces derniers cas les organes lésés se sont à la longue émaciés. (Obs. 37, 38, 39, 40, 41,).

Les baigneurs qui forment cette dernière catégorie sont d'autant plus nombreux que dans nos contrées le rebouteur est plus souvent appelé que le médecin. (Obs. 40, 41).

Les eaux ont également combattu la douleur, la raideur, le gonflement résultant d'une entorse, d'un phlegmon sous-aponévrotique. (Obs. 43, 44, 45, 46, 34).

IV.

PHTHISIE PULMONAIRE.

Lorsque la phthisie pulmonaire, cette affection qui fait le désespoir du médecin et plonge tant de familles dans le deuil, était à la première période, les eaux m'ont paru utiles (obs. 47); elles ont été nuisibles lorsque cette affection était arrivée à une période avancée; elles ont même parfois déterminé des accidents graves, des hémoptysies presque foudroyantes. (Ob. 48, 49.)

CATARRHE PULMONAIRE.

· La bronchite chronique, exempte de toute diathèse, a rapidement guéri lorsqu'on a su faire des eaux un usage convenable. (Obs. 50, 51).

V.

PARALYSIES DIVERSES.

Je ne reviendrai pas sur la paralysie rhumatismale. On sait déjà que cette maladie a ordinairement cédé, soit aux eaux employées seules, soit aux eaux employées concurremment avec l'électricité. (Obs. 19, 20).

La paralysie hystérique a également guéri par ces deux moyens employés conjointement. (Obs. 52).

Quant aux paralysies produites par une hémorrhagie cérébrale, elles ont été toujours très rebelles. Les eaux thermales m'ont cependant paru, dans quelques cas, avoir amené un soulagement notable et même la guérison. (Obs. 53, 54).

Beaucoup d'autres maladies ont guéri ou ont été heureusement influencées. Laryngite chronique, goutte, métrite chronique, surdité, contusion, coxalgie, hydarthrose, syphilis, ulcères, prurigo, eczéma, etc., etc.

Plus tard je compléterai ce recueil.

RHUMATISMES ARTICULAIRES CHRONIQUES.

Obs. 1re. — M. M...., du Gard, âgé de 40 ans, bien musclé, propriétaire.

Saint-Laurent, 20 août 1865.

M.... éprouve depuis dix-huit mois, par les temps froids et humides, par les variations de température, de la douleur dans les jointures, principalement aux coude-pieds et aux poignets. Ces douleurs le mettent pendant quelques jours dans l'impossibilité de marcher, de se servir de ses mains ; il sent aussi quelquefois pendant la marche de la douleur à la plante des pieds.

1866. — M.... revient à Saint-Laurent.

Depuis l'année dernière, il n'a jamais été obligé d'interrompre son travail.

Obs. 2. — Mme P...., de Coucouron (Ardèche), âgée de 44 ans, bonne constitution.

Rhumatisme articulaire aigu pendant le mois de janvier 1865. Presque toutes les grandes articulations des membres devinrent, soit simultanément, soit séparément, rouges, chaudes, douloureuses et gonflées.

Saint-Laurent, 15 juillet même année.

Le coude-pied droit est resté gros et douloureux. Les pieds, le pied droit principalement, sont enflés le soir ; la marche est très fatiguante.

Traitement thermal, 15 jours.

Départ. Mme P.... marche sans se fatiguer et les pieds ne sont plus enflés le soir.

Obs. 3. — M. P...., (Haute-Loire), âgé de 42 ans, tempérament nerveux, sanguin, bonne constitution, commis-voyageur.

Rhumatisme articulaire aigu en 1855. — Une saignée. Bains de Vichy même année.

Saint-Laurent, 15 août 1864.

M. P.... éprouve depuis trois mois de la douleur au mollet en marchant, et si le sol n'est pas uni il souffre dans la plante des pieds.

M. P.... le sixième jour du traitement a pu faire une partie de chasse dans les montagnes.

Obs. 4. — Mme S...., de Nyons, âgée de 32 ans, d'une bonne constitution.

Pendant le mois d'avril 1859, rhumatisme articulaire aigu caractérisé par de la douleur et le gonflement de presque toutes les grandes articulations.

Mme S.... avait passé une nuit dans un lit dont les draps n'étaient pas complètement séchés.

Saint-Laurent, juillet même année.

Léger gonflement des poignets qui sont douloureux, impossibilité de fermer les doigts, de s'habiller.

Dès le sixième jour du traitement, Mme S.... a pu s'habiller seule. A son départ, l'engorgement des poignets avait complètement disparu.

Obs. 5. — M. B...., de Montélimar, âgé de 28 ans, d'un tempérament sanguin, d'une bonne constitution, marchand de dentelles.

Rhumatisme articulaire aigu contracté en avril 1859, pendant un voyage dans les Cévennes.

Deux mois au lit dans l'immobilité presque complète.

Une saignée, plusieurs applications de sangsues, etc., etc.

Saint-Laurent, 2 juillet même année.

Douleurs dans presque toutes les grandes articulations dont les mouvements sont très limités. B.... a souffert comme un damné, dit-il, pour se rendre à Saint-Laurent.

Traitement thermal, vingt jours.

Départ. Le gonflement articulaire s'était presque entièrement dissipé, et la marche s'effectuait sans trop de difficulté.

Au mois d'octobre suivant, M. B.... reprenait ses voyages.

Obs. 6. — D...., de Vallon (Ardèche), âgé de 20 ans, tempérament nerveux, bonne constitution.

M. D...., qui est employé dans une maison de commerce à Paris, éprouve depuis douze ans au talon droit une douleur qui rend la marche lente et pénible.

Le soir le pied est enflé.

Un mois après avoir pris les eaux, M. D.... ne se ressentait plus de son rhumatisme.

Obs. 7. — Mme N...., d'Avignon, agée de 58 ans, tempérament sanguin, bonne constitution, marchande de vins.

Rhumatisme articulaire aigu, en novembre 1863. Frictions, sangsues, fulmigations, bains de vapeur.

Saint-Laurent, juillet 1864.

Légère déformation des articulations métacarpo-phalangiennes, qui font entendre un craquement sensible au toucher; impossibilité de porter les bras derrière le dos, au-dessus de la tête. Empâtement des pieds le soir.

Départ. Les craquements persistent ; les mouvements sont presque normaux ; le gonflement œdémateux ne se réproduit pas le soir.

Obs. 8. — M. B...., de Valence, âgé de 37 ans, tempérament nerveux, boulanger.

Rhumatisme articulaire aigu en septembre 1857. Vésicatoires, frictions; quatre mois de maladie.

Deuxième attaque en octobre 1863; même traitement.

Troisième attaque en mars 1864; expectation.

Saint-Laurent, 2 juillet 1864.

Depuis sa dernière attaque B.... ne peut marcher sans l'aide d'une canne; il éprouve des picottements douloureux à la plante des pieds, souffre davantage par les variations de température, est très essouflé et a, dit-il, de fortes palpitations. Hypertrophie du cœur, dont les battements sont irréguliers, superficiels et très violents.

Départ. M. B.... marche sans canne; ne souffre plus. Les battements du cœur sont toujours forts, irréguliers et superficiels.

Obs. 9. — M...., (Ardèche), âgé de 35 ans, tempérament nerveux, sanguin, bonne constitution, propriétaire.

Pendant la nuit de mars 1862, rhumatisme articulaire aigu compliqué d'endocardite, caractérisé par les symptômes suivants:

(M.... était mon client). Gonflement et douleurs de plusieurs articulations; pouls fort, battements de cœur superficiels et repoussant la main, face rouge, lèvres violacées, forte oppression.

Deux saignées, deux applications de sangsues et plusieurs applications de vésicatoires sur la région précordiale, tisane émolliente nitrée, frictions, globules de digitaline.

Saint-Laurent, juillet même année.

M.... se fatigue très vite; a perdu l'appétit. Les battements du cœur sont forts, on les voit battre; un bruit de soufflet voile le premier temps.

Départ. Un bruit de soufflet couvre le premier temps; les bruits du cœur sont toujours forts et superficiels. L'appétit ne laisse rien à désirer.

Obs. 10. — J...., de Coucouron (Ardèche), âgé de 15 ans, tempérament nerveux, faible constitution, berger.

J.... commença à éprouver, il y a cinq ans, des douleurs dans les membres qui sont amaigris, dans les jointures dont les mouvements sont presque nuls. Battements du cœur forts, superficiels; le premier bruit est couvert par un bruit de soufflet prolongé. Hypertrophie du cœur.

Départ. Même état. Cet enfant ne peut quitter le lit ou le fauteuil; il ne souffre pas.

Obs. 11. — Mme P...., de Nîmes, qui est âgée de 54 ans, éprouve depuis neuf ans aux mains des douleurs qui ont graduellement amené la déformation des articulations métacarpo-phalangiennes. Les doigts sont à demi-fléchis, amaigris, luisants et portés en dehors. Mme P.... souffre par intervalle; la douleur est peu intense.

Départ. Aucune amélioration.

J'ai prescrit à cette dame le traitement du docteur Lasègue. Teinture d'iode à doses croissantes.

RHUMATISMES MUSCULAIRES CHRONIQUES.

Obs. 12. — M...., ancien représentant du peuple (Ardèche), âgé de 72 ans, tempérament nerveux, bonne constitution.

Saint-Laurent, 1864.

M...., qui est docteur en médecine, éprouve depuis longtemps des douleurs rhumatismales. La marche est lente et pénible; les mouvements des membres, et des membres inférieurs principalement, sont limités; la flexion de la jambe sur la cuisse est incomplète.

Départ. Plus de douleurs, plus de gêne dans les mouvements.

Obs. 13. — Mme...., de Lagorce (Ardèche), âgée de 40 ans, tempérament sanguin, constitution robuste.

Saint-Laurent, août 1864.

Depuis le mois de mai, Mme.... éprouve de la douleur aux épaules et au côté droit. La douleur du côté augmente par la toux, par l'éternuement, les mouvements du bras et par les fortes inspirations. Mme.... s'était mouillée pendant la saison des vers à soie.

Traitement thermal quinze jours.

Départ. Plus de douleurs.

1865. — Mme.... ne se ressent plus de sa pleurodynie depuis l'année dernière.

Obs. 14. — M. D...., d'Avignon, âgé de 50 ans, commis-voyageur.

1864. — Depuis deux ans, M. D.... éprouve de la douleur aux épaules, mais principalement à l'épaule droite. Il ne peut soulever un poids un peu lourd, et depuis dix mois, ne pouvant conduire ses chevaux, D.... voyage en diligence.

Traitement thermal.

Les douleurs se réveillent et sont assez intenses pendant les premiers jours du traitement.

1865. — M. D.... revient à Saint-Laurent.

Depuis le mois de septembre il voyage avec sa voiture à deux chevaux et conduit lui-même.

Obs. 15. — M. P...., de Balazuc (Ardèche), âgé de 40 ans, bien musclé.

Saint-Laurent, juillet 1865.

Lumbago très douloureux contracté à Saïgon, il y a onze mois. En arrivant à Marseille, au mois de mars dernier, P.... ne souffrait pas beaucoup, mais ne pouvait se baisser; il prit sans éprouver un soulagement notable six bains de vapeur. Pendant les premiers jours de son traitement, les douleurs de reins deviennent très intenses.

1866. — M. P.... revient à Saint-Laurent pour accompagner sa sœur. Il ne souffrait pas depuis qu'il avait pris les eaux.

1867. — M. P.... est parti pour Calcutta.

Obs. 16 — Mme D...., (Ardèche), âgée de 42 ans, tempérament sanguin, nerveux, bonne constitution, rentière.

1865. — Mme D.... éprouve depuis deux ans, par les variations de température, par les temps froids, des douleurs dans les membres, mais principalement dans la cuisse droite qui est amaigrie; la marche est pénible et fatigante.

Départ. Mme D.... marche sans se fatiguer.

1866. Mme D.... ne souffre plus et la cuisse a repris sa force et est aussi grosse que celle du côté opposé.

Obs. 17. — V..., du Puy. Douleurs rhumatismales fixées au bras droit; amaigrissement de ce membre. Durée deux ans, cause inconnue.

V.... a plus de force en partant de Saint-Laurent.

Obs. 18. — Mme M...., de Bérias (Ardèche), âgée de 48 ans, tempérament nerveux, constitution délicate, blanchisseuse.

Cette malheureuse femme est atteinte depuis une dizaine d'années d'un rhumatisme chronique qui s'est fixé à l'épaule droite et au bras droit, et a amené l'amaigrissement de ce membre.

Traitement thermal. Aucun soulagement.

Elle ne voulut point se laisser électriser : on lui avait dit que le traitement par l'électricité était un traitement farce.

Obs. 19. — M. P...., d'Avignon, âgé de 30 ans, tempérament nerveux, bonne constitution.

1866. Vives douleurs dans le membre supérieur et dans le membre inférieur du côté gauche contractées en Afrique en 1864, pendant une nuit froide passée au bivouac. Ces douleurs ont amené la paralysie incomplète de ces deux membres et l'insensibilité de la partie externe et antérieure de la jambe et de la partie externe et supérieure du pied. P.... ne peut marcher sans l'aide d'une canne.

Traitement thermal. Bains, douches, étuves, huit séances d'électrisation localisée. Je pratiquais tour à tour la faradisation musculaire et la faradisation cutanée.

Départ. Amélioration très sensible. P.... peut marcher sans sa canne, mais la démarche est incertaine.

1867, Saint-Laurent, juillet. Même traitement.

Départ. La sensibilité est intacte; la marche est moins pénible.

Obs. 20. — Mlle V...., (Haute-Loire), âgée de 42 ans, tempérament sanguin, bonne constitution, domestique.

Mlle V...., en voyageant en diligence en 1865, contracta à l'épaule droite qui était placée près de la portière dont la glace était brisée, une douleur très intense. Depuis cette époque elle ne peut imprimer aucun mouvement au bras qui est amaigri.

Sangsues, vésicatoires, pommades diverses. Mlle V.... prend quatre bains, huit douches et huit étuves, sans éprouver un notable soulagement.

Je crus devoir employer l'électricité. Après six séances d'électrisation localisée de dix minutes, cette demoiselle pouvait porter la main à la tête, se coiffer seule.

Obs. 21. — M. D...., de Privas, âgé de 60 ans, tempérament nerveux, constitution délicate.

Rhumatisme musculaire chronique, survenu sans cause connue et ayant amené, malgré tous les traitements mis ordinairement en usage pour combattre cette affection, une incurvation très prononcée du tronc en avant.

Bains d'Aix (Savoie), d'Uriage, de Saint-Laurent, pendant plusieurs saisons.

Au départ, aucune amélioration.

Obs. 22. — L...., de Valence, âgé de 27, tempérament nerveux, bonne constitution, épicier.

Ce jeune homme est atteint depuis trois ans et demi de douleurs rhumatismales qui ont amené la rétraction de presque tous les muscles du tronc, qui est horizontal; la face regarde la terre. Il attribue sa maladie à un séjour prolongé dans un magasin froid et humide. Il a fait, dit-il, tous les traitements.

Traitement thermal. Aucun soulagement.

NÉVRALGIES DIVERSES.

Obs. 23. — Saint-Laurent, 1859.

M. Payan, d'Aix, me recommande M. L...., qui me remet une lettre commençant par ces mots : « Un de mes « clients, atteint depuis longtemps d'une névralgie de « l'épaule, se rend à Saint-Laurent, etc. ».

Départ. M. L.... n'éprouve que de rares élancements.

1863. — M. L.... revient à Saint-Laurent pour accompagner sa femme. Depuis 1859, il ne s'est plus ressenti de sa névralgie.

Obs. 24. — M. M...., maître forgeur, de Firmini, âgé de 48 ans, constitution robuste.

Le 1er mai 1864, M.... éprouva subitement aux reins une douleur qui ne tarda pas à s'irradier dans les jambes.

Saint-Laurent, même année.

M. M.... souffre depuis cette époque, la nuit principalement; il ne peut marcher sans une canne; a perdu l'appétit.

Les douleurs étaient insupportables pendant les premiers jours du traitement.

Départ. M. M.... a bon appétit, n'éprouve que quelques rares élancements; il a quitté sa canne et ne souffre plus en marchant.

1865. M.... revient à Saint-Laurent. L'année dernière il reprenait son travail quinze jours après son départ, et ne l'a interrompu que pour revenir aux eaux.

Obs. 25. — M. Roseron, de Saint-Péray, lieutenant au 80me de ligne.

Saint Laurent, 1865.

M. Roseron a pris les eaux d'Amélie-les-Bains en 1863 et 1864 pour combattre une névralgie intercostale très rebelle. La douleur n'est pas très intense, mais elle est constante.

1866. M. Roseron nous fait savoir qu'il s'est bien trouvé des eaux de Saint-Laurent.

Obs. 26. — Mme T...., d'Arles, âgée de 50 ans, tempérament nerveux, sanguin, bonne constitution, ménagère.

Saint-Laurent, 1866.

En 1863, Mme T.... après avoir passé quelques heures dans l'embrasure d'une fenêtre où elle avait eu froid aux pieds, sentit une douleur dans la jambe gauche.

Vésicatoires, pommades diverses.

Mme T.... vient de Vals où elle a été envoyée parce que elle n'avait pas d'appétit. Après avoir passé quelques jours à cette station, elle se rend à Saint-Laurent, d'après les conseils de M. Chabannes, qui me recommande cette *inté-ressante* malade ; elle se rend, dis-je, à Saint-Laurent pour combattre une sensation importune de froid qu'elle éprouve depuis trois ans dans la jambe gauche qu'elle ne peut réchauffer.

Départ.\M^me T.... n'éprouve plus de sensation de froid.
1867. La guérison s'est maintenue.

Obs. 27. — Mme M...., (Gard), âgée de 50 ans, tempérament nerveux, constitution délicate, ménagère.

Depuis deux ans cette malheureuse femme éprouve des élancements dans le bras ; depuis un an le pouce, l'index et le médius sont le siège d'un engourdissement fort pénible. Mme.... sent à peine les objets qu'elle saisit avec les doigts. Il n'existe aucune tumeur dans le trajet du nerf médian.

Traitement thermal. Les élancements sont presque continuels lorsque cette dame est à la douche ou au bain.

A son départ, les élancements sont rares ; Mme.. a plus de force dans les doigts, et la sensibilité est exagérée. A l'analgie a succédé l'hyperesthésie ; Mme.... se brûle, dit-elle, lorsqu'elle touche un corps froid, c'est-à-dire bon conducteur.

Obs. 28. — Saint-Laurent, 1865.

M. D...., de Marseille, âgé de 33 ans, tempérament nerveux, bonne constitution, professeur de musique.

Névralgie faciale contractée, nous dit le malade, en 1859 en diligence.

Cette névralgie avait été traitée sans succès par les sangsues, les vésicatoires, les pilules de méglin et le sulfate de quinine. M. D.... étant triste, ne dormait pas et la musique lui était devenue insupportable. Ce baigneur m'ayant avoué quelques jours avant son départ qu'il avait eu des ulcérations suspectes, je prescrivis du sirop d'écorces d'oranges amères à l'iodure de potassium.

1860. — M. D...., revient à Saint-Laurent; il ne souffre pas depuis près de onze mois.

Obs. 29. — M. Pontier, de Saint-Etienne (Lozère), tempérament nerveux, constitution délicate, cordonnier.

Saint-Laurent, juillet 1868.

M. Pontier, qui a été envoyé à Saint-Laurent par M. Ollier, de Lyon, éprouve à l'épaule droite des élancements très importuns.

Traitement thermal. M. Pontier prend quatre bains, huit douches et huit étuves sans éprouver aucun soulagement. Voyant que les eaux ne produisaient pas d'effet, je le soumets au traitement électrique employé concurremment avec les eaux. Six séances de dix minutes en douze jours.

Départ. Les élancements étaient plus rares et moins incommodes. M. Ollier avait conseillé l'électricité après la saison des eaux.

1867. M. Pontier me fait savoir qu'il s'est bien trouvé de l'usage des eaux.

Obs. 30. — M. S..., du Gard, mineur, âgé de 38 ans, constitution délicate, teint pâle.

Saint-Laurent, juillet 1866.

S.... contracta, il y a six mois, en travaillant dans les mines, une douleur caractérisée par des fourmillements, des élancements dans la jambe gauche.

Le 4me jour du traitement les élancements étaient insupportables, S.... ne pouvait rester ni couché, ni assis, ni levé. Injection sous-cutanée au sulfate d'atropine de 0,0025, administration d'une pilule de 0,05 d'extrait d'opium; sommeil profond pendant huit heures. Deux jours après S.... reprenait son traitement.

Départ. Léger engourdissement de la jambe.

Obs. 31. — Mme B...., de Largentière, âgée de 32 ans, tempérament nerveux, bonne constitution.

Névralgie dorso-lombaire, caractérisée par deux points douloureux : le premier au-dessous du sein gauche, le deuxième en arrière non loin du rachis. Cette dame paraît jouir d'une bonne santé ; elle est toutefois irrégulièrement réglée. Un mois après avoir pris les eaux, Mme B.... cessait de souffrir. Aucun autre traitement n'avait été fait depuis son départ de Saint-Laurent.

FRACTURES ET LUXATIONS DIVERSES.

Obs. 32. — M...., de Bessèges, mineur.

Chûte d'un bloc de charbon sur la jambe; fracture du tibia. Légère saillie de l'extrémité inférieure du fragment supérieur; impossibilité de marcher sans une canne; gonflement œdémateux du pied et de la jambe; raideur de l'articulation fémoro-tibiale et de l'articulation tibio-tarsienne.

Départ. Plus de raideur, plus de gêne, plus d'empâtement.

Obs. 33. — M. M...., de Villeneuve-de-Berg (Ardèche), âgé de 18 ans, tempérament nerveux, bonne constitution.

En septembre 1864, fracture de la cuisse droite produite par le passage d'une voiture.

Saint-Laurent, juillet 1865.

La coaptation est bien faite. Raideur de l'articulation fémoro-tibiale, impossibilité de fléchir la jambe sur la cuisse, gonflement du pied et de la jambe le soir, amaigrissement du membre.

Traitement thermal, quinze jours.

Départ. La flexion de la jambe sur la cuisse est presque complète et le gonflement ne se reproduit pas.

Saint-Laurent, 1866. M. M.... est parfaitement guéri.

Obs. 34. — M. S...., d'Annonay, âgé de 53 ans, d'une bonne constitution.

1864. Luxation de la machoire inférieure; même année phlegmon sous-aponévrotique de la main gauche.

Saint-Laurent, juillet 1865.

Douleur dans la mâchoire pendant la mastication et par les variations de température. Amaigrissement de la main et de la partie inférieure de l'avant-bras; impossibilité de fermer complètement les doigts ; ankylose du poignet.

Départ. Les mouvements des doigts étaient moins limités et les mâchoires fonctionnaient très bien.

Aucuns disent que le rhumatisme de la mâchoire est trop rare à Saint-Laurent.

Obs. 35. — Mlle D...., de Largentière, âgée de 10 ans, d'une bonne constitution.

Cette petite fille tombe sur la main le 20 mai 1865, et se fait une luxation du coude en arrière.

Saint-Laurent, 10 août même année.

La coaptation est faite ; le coude est un peu gros, et l'enfant pleure lorsqu'on cherche à fléchir sur le bras l'avant-bras qui est un peu enflé.

Départ. Plus de gonflement ; plus de raideur de l'articulation du coude.

Obs. 36. — P. Claude, mineur, à Saint-Etienne (Loire). Saint-Laurent, 1864.

« Blessé par un bloc de pierre qui, en tombant, lui frac-
« tura la jambe gauche et occasionna une luxation de la
« jambe droite. La fracture est guérie sans difficulté, mais
« il reste un peu de raideur dans le coude-pied ; la luxation
« de la hanche, quoique guérie, a laissé un peu de rai-
« deur ». — Dayrol, médecin.

1865. M. Dayrol nous fait remettre par ce mineur la note suivante : L'usage des eaux de Saint-Laurent lui a été des plus favorables.

FRACTURES ET LUXATIONS RÉDUITES OU COMPLIQUÉES.

Obs. 37. — R...., de Rosières (Ardèche), âgé de 48 ans, tempérament nerveux, bonne constitution, cultivateur.

Luxation du radius sur le cubitus. La main est dans la pronation; l'avant-bras qui est amaigri est à demi-fléchi sur le bras; le biceps est tendu et l'avant-bras ne peut être ramené dans la supination.

Cause: chûte. — Durée: six mois.

Traitement thermal. Au départ même état.

Obs. 38. — Il y a une quinzaine d'années, T...., conduisant son mulet par la bride, tombe et sa bête s'abat sur lui.

Fracture du fémur gauche. Raccourcissement de dix à douze centimètres; amaigrissement du membre.

T.... marche avec moins de difficulté; souffre moins pendant les temps froids depuis qu'il prend les eaux de Saint-Laurent.

Le membre inférieur gauche est considérablement émacié.

Obs. 39. — M...., (Ardèche), âgé de 57 ans, tempérament nerveux, sanguin, bonne constitution, percepteur.

Fracture de la jambe en 1842.

Saint-Laurent, 1864.

Saillie considérable sur la face antérieure et supérieure du tibia; légère flexion de la jambe sur la cuisse; amaigrissement de la jambe. M...., qui a souvent pris les eaux de Saint-Laurent, se trouve bien mieux, dit-il, pendant les deux ou trois mois qui suivent la saison. Il ne souffre pas autant par les changements de température, et marche avec moins de difficulté.

Obs. 40. — M. D...., de Laboule (Ardèche), âgé de 52 ans, d'une bonne constitution, cultivateur.

Pendant le mois de mars 1859, D.... tombe d'un châtaignier qu'il élaguait; il consulte ce jour-là même un rebouteur qui, après avoir exercé de fortes tractions sur le bras droit (D.... ne pouvait se servir de ce membre), renvoie *son client* en lui disant qu'il *l'avait arrangé.*

Saint-Laurent, juillet même année.

Saillie très prononcée en dedans et en bas du creux osciaire formée par la tête de l'humérus ; engourdissement du bras qui est amaigri, manque de force, et dont les mouvements sont très limités.

Départ. Même état.

Obs. 41. — E...., de Flaviac (Ardèche), âgé de 41 ans, d'une bonne constitution.

Chûte de cheval le 18 septembre 1865. Luxation de l'épaule gauche.

E.... consulte un rebouteur qui pose un appareil et le laisse en place pendant quarante-trois jours.

Saint-Laurent, 1865.

Ankylose, amaigrissement, etc., etc.

Départ. Même état.

Obs. 42. — M...., de Joyeuse (Ardèche), âgé de 26 ans, tempérament nerveux, sanguin.

Chûte de voiture le 9 septembre 1864. Luxation du pied gauche en dedans, luxation compliquée d'une plaie par laquelle s'échappait la malléole interne. Réduction le 12, le malade ayant été chloroformé au préalable. Spasmes tétaniformes du dix-huitième au vingtième jour de l'accident. Application de trente sangsues sur le pied; administration de 0,05 d'opium de deux heures en deux heures. Carie du tibia à la partie inférieure. Résection de l'extrémité inférieure de cet os le quarantième jour de l'accident.

La cicatrisation marche rapidement.

Saint-Laurent 1865. Empâtement du pied le soir principalement.

Départ. Plus de gonflement œdémateux.

ENTORSES.

Obs. 43. — Mme L...., de Nîmes, rentière.

Entorse au pied droit en avril 1864. Eau froide.

1er août même année. Empâtement du pied le soir; douleur et raideur de l'articulation tibio-tarsienne.

Traitement thermal : quinze jours.

Départ. Plus de gonflement œdémateux; plus de raideur, plus de douleur.

Obs. 44. — M. D...., du Gard, cultivateur, bonne constitution.

Le 25 mars 1864, D.... ayant un lourd fardeau sur les épaules, glisse, tombe, et se fait une entorse au pied droit.

Repos, applications de compresses imbibées de teinture d'arnica étendue d'eau.

24 août, raideur et douleur de l'articulation du coude-pied; impossibilité de marcher sans l'aide d'une canne. Gonflement du pied le soir.

Traitement thermal : douze jours.

Départ. Guérison.

PHLEGMONS SOUS-APONÉVROTIQUES.

Obs. 45. — M. M...., d'Avignon, âgé de 32 ans, faible constitution, marchand de graine de vers à soie.

Phlegmon sous-aponévrotique de la main droite pendant le mois d'avril 1865.

Saint-Laurent, juillet même année.

Cicatrice linéaire à la face palmaire de la main droite, entre le quatrième et le cinquième métacarpien; impossibilité d'imprimer le moindre mouvement à l'annulaire et au petit doigt qui sont raides, luisants, amaigris, et de fermer les autres doigts, par conséquent d'écrire.

Après huit jours de traitement, M. M.... a pu faire lui-même sa correspondance

Obs. 46. — M. G...., (Ardèche), âgé de 56 ans, tempé-rament nerveux, constitution délicate, prêtre, ancien pro-fesseur de rhétorique.

Phlegmon sous-aponévrotique de la main droite, pendant les mois de février et mars 1864. Applications de sangsues, de cataplasmes, larges incisions.

En juillet même année, M. G.... se rend à Saint-Laurent, prend un bain et une douche ; le cinquième jour la surexcitation était portée à l'extrême : peau rouge et chaude, yeux injectés, éblouissements, céphalalgie intense. Bains de pieds, repos.

M. G.... veut partir : je l'engage à rester et lui fait prendre le matin un bain d'avant-bras dans sa chambre et le soir une douche sur la main à un robinet d'eau thermale placé dans un large corridor où l'air circulait librement, où l'atmosphère n'était pas saturée d'eau thermale.

Ce traitement est bien supporté, et avant de quitter Saint-Laurent, M. G.... pouvait fermer la main, tenir le calice, en un mot dire la messe.

PHTHISIES PULMONAIRES.

Obs. 47. — S...., de l'Ardèche.

Saint-Laurent, 1865. S..., dont la mère était maigre, toussait beaucoup, et mourut jeune, s'enrhume très facilement depuis un an, tousse souvent, expectore quelques crachats muqueux, a maigri et manque de courage, dit-il.

Affaiblissement du bruit respiratoire ; râles sibilants et par intervalle au sommet du poumon droit.

Inhalations ; douches en arrosoir. Eau thermale coupée avec du lait. Traitement thermal : douze jours.

Au départ, S.... a repris des forces.

1860. S.... revient à Saint-Laurent ; il a passé un bon hiver.

1868. S.... est mort phthisique en 1864.

Obs. 48. — M. M.... (Ardèche), âgé de 32 ans, d'un tempérament nerveux, sanguin.

M. M.... s'enrhume, dit-il, facilement, tousse et expectore beaucoup, se fatigue vite, est très essouflé, sue la nuit, a maigri considérablement.

Matité sous les clavicules.

M. M.... se trouve très bien pendant les quinze jours qu'il passe à Saint-Laurent ; si ce n'était son oppression, me dit-il en partant, il se porterait à merveille.

Mort en octobre même année.

Obs. 49. — M. G.... (Ardèche), âgé de 51 ans, tempérament nerveux.

Saint-Laurent, 1865. M. G.... éprouve depuis 2 ans de la douleur aux épaules, tousse fréquemment, a craché du sang à plusieurs reprises, est très maigre, sue beaucoup.

Matité sous la clavicule gauche.

Malgré mes avertissements officieux, M. G.... veut prendre des douches et des étuves. Hémoptysie très abondante le troisième jour du traitement.

M. G.... meurt à la fin de septembre même année.

BRONCHITÈS.

Obs. 50. — M. C...., d'Aubenas, âgé de 46 ans, tempérament sanguin, bonne constitution,

Bronchite aiguë à la fin d'avril 1866.

Saint-Laurent, juillet même année.

Toux fréquente, expectoration abondante le matin, râles muqueux à grosses bulles en arrière de la poitrine, en bas et sur les côtés.

Départ. Plus de toux, plus de râles, plus d'expectoration.

Obs. 51. — M. R..., de Romans, âgé de 36 ans, bonne constitution.

Symptômes : toux, expectoration de crachats verdâtres, râles muqueux.

Départ. Plus de toux, râles rares.

PARALYSIES DIVERSES.

Obs. 52. — Melle (Haute-Loire). Cette demoiselle éprouve depuis trois ans et demi (elle a 23 ans) de nombreux accès d'hystérie suivis de mouvements convulsifs très violents. Le membre gauche manque de force et la sensibilité est nulle sur la face antérieure, externe et postérieure de la jambe et sur la partie inférieure antérieure et externe de la cuisse.

Traitement thermal. Bains amidonés et douches. Huit séances d'électrisation localisée. Tantôt je promenais le balai métallique sur la peau légèrement humectée; tantôt je pratiquais la faradisation musculaire. La contraction des muscles était intacte.

Départ. Sensibilité musculaire complètement rétablie.

1868. Melle.... est toujours très impressionnable.

Elle n'a pas eu d'accès depuis l'année dernière.

Obs. 53. — Mme C...., (Ardèche), âgée de 67 ans, tempérament nervoso-sanguin, bonne constitution, rentière.

En 1858, hémorrhagie cérébrale; hémiplégie du côté gauche.

Sangsues, purgatifs. Eaux de Balaruc même année. Soulagement.

1859. Faiblesse du bras ganche et de la jambe gauche; impossibilité de porter la main à la tête, de marcher sans une canne.

Traitement thermal. Amélioration très sensible; Mme D.... traîne la jambe en marchant et elle pourrait se passer de canne. Les mouvements du bras sont moins limités.

1868. Même état.

Obs. 54. — Mme B...., de Lablachère (Ardèche), âgée de 41 ans, tempérament sanguin, constitution robuste.

Attaque d'apoplexie en janvier 1859; hémiplégie du côté

gauche. Deux applications de sangsues: la première derrière les oreilles, la deuxième à l'anus. Purgatifs.

Saint-Laurent, 18 juillet 1859.

Faiblesse de la jambe gauche, bégaiements, abaissement de la commissure labiale du côté paralysé; impossibilité de marcher sans une canne.

Au départ, la parole était plus facile.

En septembre, Mme B.... quitte sa canne.

1860. Mme B... revient à Saint-Laurent, elle était guérie.

1868. Mme B.... jouit d'une santé excellente.

UN MOT SUR LES ÉTABLISSEMENTS.

On trouve à Saint-Laurent-les-Bains deux vastes hôtels; ces hôtels ont l'un et l'autre *piscines*, *douches*, *étuves*, *baignoires* pour l'un et l'autre sexe, et une buvette d'eau chaude.

Les propriétaires des hôtels, étant en même temps propriétaires des sources, ne perçoivent aucune rétribution aux baigneurs qui sont logés dans les établissements.

Moyennant 6 ou 4 francs par jour, suivant qu'on se met à la première ou à la deuxième table, on est nourri, logé, et on peut prendre les eaux sous toutes les formes; on peut même au besoin faire deux traitements par jour.

Les étrennes se paient en sus.

Les baigneurs qui sont logés dans les auberges ou dans des maisons particulières, paient 5 francs 50 centimes pour la saison aux propriétaires des eaux.

L'Inspecteur perçoit, pour diriger le traitement, 10 fr. aux baigneurs de la première table et 5 fr. aux baigneurs de la deuxième table et aux baigneurs externes.

On n'est pas tenu du reste de le consulter; on n'est même pas tenu de produire une carte pour prendre les bains.

Les baigneurs ne se trouveraient-ils pas mieux d'un traitement méthodique, d'un traitement rationnel?

Ne doit-on tenir aucun compte de l'âge, du tempérament, de la constitution, de l'idiosynchrasie (susceptibilité particulière), de la profession, de la nature de la maladie, de la période à laquelle elle est arrivée, du mode d'administration des eaux, de leur température, du régime des baigneurs, de la durée du traitement, des soins consécutifs?

On ne saurait trop le répéter, a dit Ferrus *(Diction-naire de médecine, ou Répertoire général des sciences médicales, tome* 27, *page* 610*)*, l'emploi des eaux minérales ne produit des effets favorables que lorsqu'il est habilement dirigé et qu'il ne dépasse point les limites d'une sage réserve.

Mes honorables confrères voudront bien, dans l'intérêt des malades qu'ils envoient aux eaux, leur remettre une lettre ou du moins une note pour l'Inspecteur ou pour les médecins consultants.

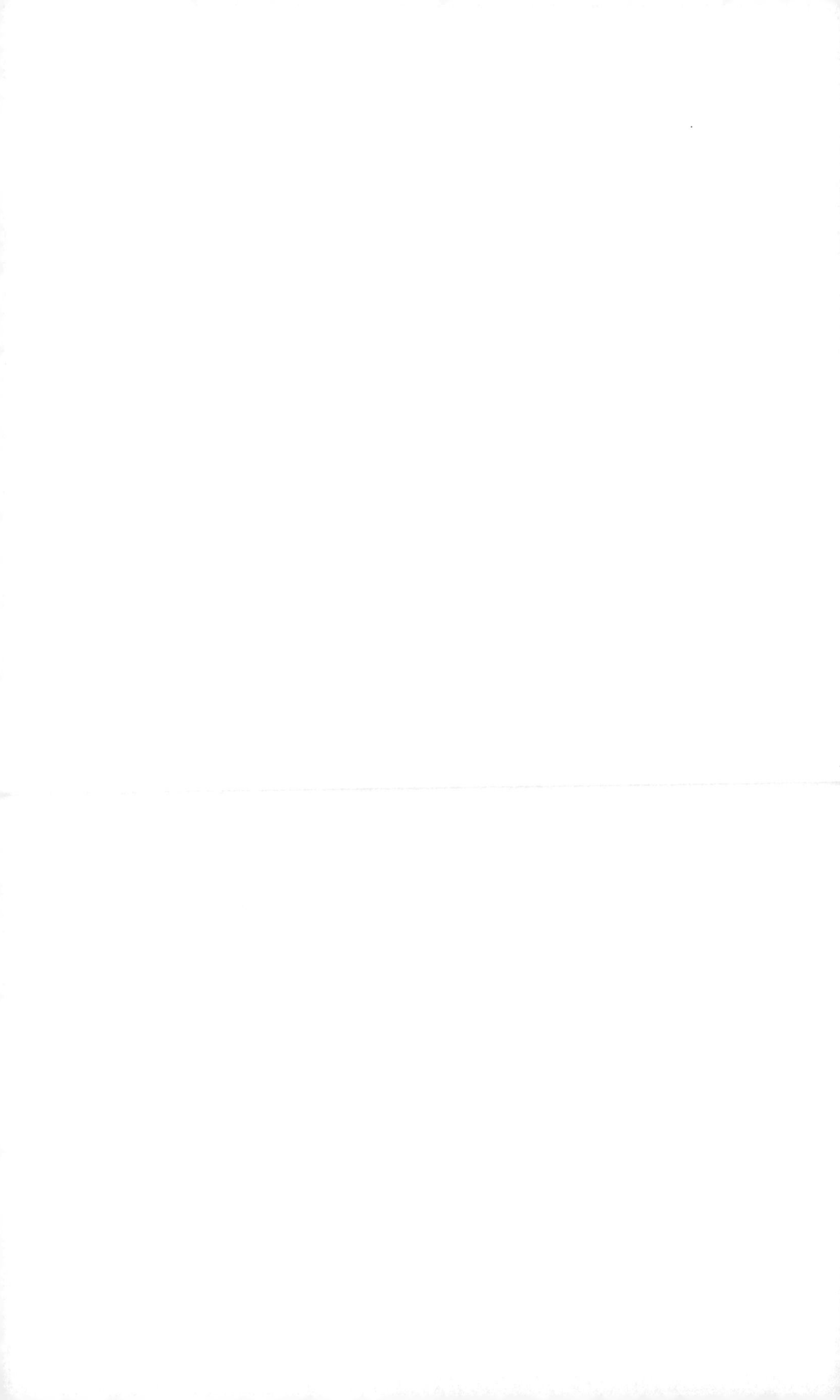